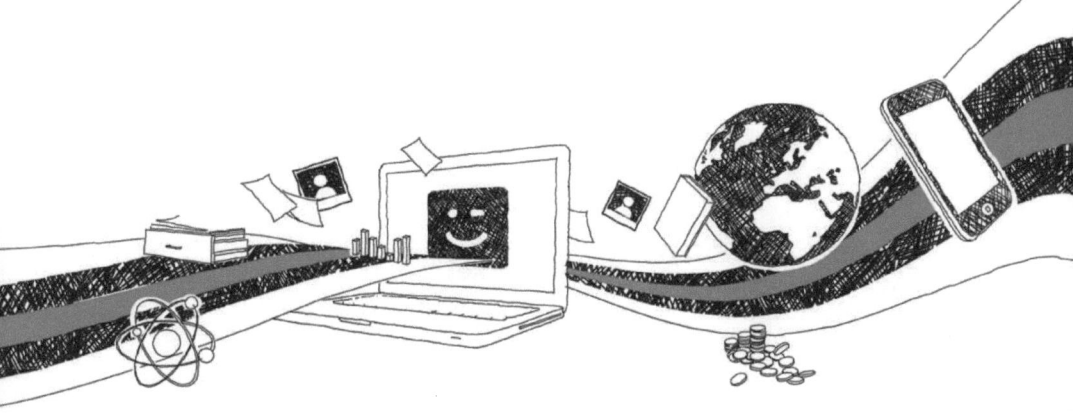

Der demografische Wandel. Die Babyboomer und das Sozialversicherungssystem

Cäcilia Mickel

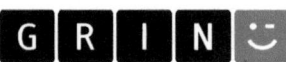

Bibliografische Information der Deutschen Nationalbibliothek:

Die Deutsche Nationalbibliothek verzeichnet diese Publikation in der Deutschen Nationalbibliografie; detaillierte bibliografische Daten sind im Internet über http://dnb.d-nb.de abrufbar.

ISBN: 9783346633477
Dieses Buch ist auch als E-Book erhältlich.

© GRIN Publishing GmbH
Nymphenburger Straße 86
80636 München

Druck und Bindung: Books on Demand GmbH, Norderstedt Germany
Gedruckt auf säurefreiem Papier aus verantwortungsvollen Quellen

Das vorliegende Werk wurde sorgfältig erarbeitet. Dennoch übernehmen Autoren und Verlag für die Richtigkeit von Angaben, Hinweisen, Links und Ratschlägen sowie eventuelle Druckfehler keine Haftung.

Das Buch bei GRIN: https://www.grin.com/document/1192840

Hochschule Fresenius

Fachbereich onlineplus

Studiengang: M.A. Management im Gesundheitswesen

Hausarbeit

Der demografische Wandel:
Die Baby-Boomer und das
Sozialversicherungssystem

Cäcilia Mickel

Modul: Wissenschaftliches Arbeiten

Abgabedatum: 15.04.2021

Inhaltsverzeichnis

1   Einleitung

„Der demografische Wandel bedeutet neben den Fragen der Globalisierung wahrscheinlich die größte Veränderung unseres gesellschaftlichen Lebens, aber auch des persönlichen Lebens jedes Einzelnen in der ersten Hälfte des 21. Jahrhunderts" (Bujard, M. & Dreschmitt, K., Bundeskanzlerin Angela Merkel, GWP Heft 3, 2016).

Die Sozialversicherungen in Deutschland haben eine Tradition, die bis in die Kaiserzeit zurückreicht. Die Kranken-, Unfall-, Renten-, Arbeitslosen- und Pflegeversicherung haben bis heute Bestand (Hillesheim & Friedemann, 2021). Die Baby-Boomer-Jahrgänge von 1955 bis 1965 machen heute in Deutschland rund 17 % der Bevölkerung aus. Für alle Geburtsjahrgänge der 1950er und 1960er Jahre sind es sogar 30 % (Robert Koch-Institut, 2015). In den kommenden Jahren geht die Baby-Boomer-Generation in die Rente. Die steigende Zahl der Älteren wird erhebliche Auswirkungen auf die sozialen Sicherungssysteme haben. Der demografische Wandel ist eine Herausforderung, da ein Ungleichgewicht zwischen jüngeren und älteren Menschen in Deutschland entsteht. Die sinkende Geburtenzahl und die steigende Lebenserwartung der älteren Generationen führen dazu, dass die Bevölkerung Deutschlands altert. Durch die erhöhten Renteneintritte der Baby-Boomer, geringere Einnahmen und höhere Ausgaben kann das Sozialversicherungssystem zusätzlich belastet werden (Wagner, Hollbach-Grömig & Langel, 2012).

Im Rahmen der Hausarbeit sollen folgende Forschungsfragen beantwortet werden: Wie beeinträchtigt der demografische Wandel das Sozialversicherungssystem? Stellt die Baby-Boomer-Generation eine zusätzliche Belastung durch die erhöhten Renteneintritte dar?

Dazu wird eine literaturbasierte Untersuchung vorgenommen, die anschließend analysiert und kritisch diskutiert wird.

Im Kapitel 2.1 und 2.2 werden die Entstehung des demografischen Wandels und dessen Folgen erläutert. Danach werden im Kapitel 3.1 die Funktion und die Finanzierung des Sozialversicherungssystems dargestellt. Die Auswirkungen der erhöhten Renteneintritte durch die Baby-Boomer-Generation und dessen Auswirkungen auf das Sozialversicherungssystem werden im Kapitel 3.2 dargestellt. Darauf folgen eine Analyse, die kritische Betrachtung und Diskussion. Die Hausarbeit wird mit einem Fazit abgeschlossen.

2 Faktoren zum demografischen Wandel

2.1 Entstehung des demografischen Wandels

Der Begriff ‚demografischer Wandel' beschreibt Änderungen der Bevölkerungsstruktur und Bevölkerungszahl. Jüngere Menschen stehen einem höheren Anteil der älteren Generationen gegenüber. Die Bevölkerungsstruktur in Deutschland wird u. a. durch Zu- und Abwanderungsprozesse heterogener (Bürkner, Berger, Luchmann & Tenz, 2007). Seit dem Jahr 1970 ist das Geburtenniveau in Deutschland niedrig. Nur zwei Drittel so viele Kinder werden geboren. Der Anteil von Mehrkindfamilien ist deutlich zurückgegangen, wodurch der Geburtenrückgang von 68 % und die gestiegene Kinderlosigkeit von 26 % erklärt werden können. So sind die jungen Generationen mit einem geringeren Anteil vertreten.

Der Anstieg der Lebenserwartung hat maßgeblich zu einem Wandel beigetragen. Mit der erfolgreichen Bekämpfung von Infektionskrankheiten hat die Menschheit dazu beigetragen, dass die Lebenserwartung steigt. In bestimmten Altersgruppen wird der Lebensmittelpunkt häufig verlagert. Ursachen dafür sind z. B. die Familiengründung oder Expansion, Aufnahme einer Ausbildung oder Arbeit an einem anderen Ort. Durch diese wiederum ist die Bevölkerungsstruktur innerhalb Deutschlands ungleichmäßig verteilt (Robert Koch-Institut, 2015).

Bis zum Jahr 2060 wird mit einem Rückgang der Einwohnerzahl aufgrund der niedrigeren Geburten und häufigeren Sterbefälle auf 70 bis 65 Mio. gerechnet. Die große Generation der Baby-Bommer kommt ins Alter und damit wird die Zahl der Älteren die Zahl der Geborenen übersteigen. Die Alterung wird sich intensivieren und die Anzahl an Personen über 80 Jahre wird größer. Sie wird voraussichtlich von 4 Mio. im Jahr 2008 auf 10 Mio. im Jahr 2050 steigen. Der Altersquotient der zu versorgenden Menschen mit gesundheitlichen Beeinträchtigungen und Pflegeleistungen im Vergleich zu den Erwerbstätigen verschiebt sich. Dieser lag im Jahr 2008 bei 34 älteren Personen je 100 Erwerbstätigen und im Jahr 2060 wird dieser auf 63 bis 67 Personen steigen (Wagner, Hollbach-Grömig & Langel, 2012).

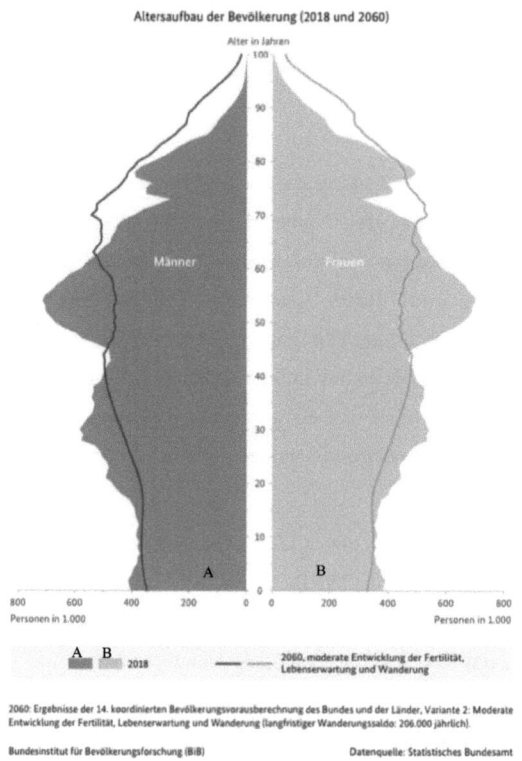

Abbildung 1: Bevölkerungspyramide (Bundesinstitut für Bevölkerungsforschung, 2019).

Die Grafik stellt den Altersaufbau der Bevölkerung im Jahr 2018 und eine Prognose für das Jahr 2060 dar. Voraussetzungen dafür sind die moderate Entwicklung der Fertilität, Lebenserwartung und Wanderung. Im Jahr 2018 ist ein ausgeprägter Anteil an Männern und Frauen zwischen 45 und 60 Jahren zu verzeichnen. Zudem sind weniger Erwerbstätige und niedrige Geburtenraten festzustellen. Ein Anstieg älterer Menschen ab 65 Jahren und ein weiterer Geburtenrückgang werden im Jahr 2060 erwartet. In der Altersstruktur von 20 bis 40 Jahren wird es im Jahr 2060 einen weiteren Rückgang der erwerbstätigen Bevölkerung geben, was beispielsweise ein Problem für die Finanzierung des Sozialversicherungssystems darstellt.

2.2   Folgen des demografischen Wandels

Ein Ungleichgewicht im Rentensystem entsteht durch weniger Einzahlungen in das Sozialversicherungssystem, da mehr Ältere versorgt werden müssen und weniger Jüngere einzahlen.

Unser Gesundheitssystem wird somit auch finanziell belastet und in Zukunft fehlen qualifiziertes Personal, Einrichtungen und Kapazitäten, um sowohl mehr ältere als auch kranke Menschen zu versorgen. Eine höhere Dynamik wird um das Jahr 2030 erwartet, da die Baby-Boomer-Generation in das Rentenalter eintritt. Durch die Migrations- und Integrationspolitik könnten diese Probleme verringert werden, doch die Integration der Zuwanderer stellt bereits heute eine Herausforderung dar.

Durch die Familien- und Arbeitsmarktpolitik sollen die Berufschancen für Frauen verbessert werden. Wenn dies umgesetzt wird, muss das Betreuungsangebot für Kinder ebenfalls gesteigert werden. In den Kindergärten und Schulen ist ein Rückgang der Schülerzahlen zu verzeichnen. Kleinere Klassen müssen zusammengelegt werden, wodurch sich höhere Kosten für die wenigen Steuerzahler ergeben. Beruf und Familie sind für die Gesellschaft wichtige Bestandteile, da der Bevölkerungsbestand gesichert werden muss. Die durchschnittliche Geburtenrate je Frau liegt bei 1,4 Kindern und um den Bestand der Elterngeneration zu erhalten, wären 2,1 Kinder je Frau erforderlich. Wenn Frauen wieder früher beginnen zu arbeiten, fließt auch ein Teil des Verdienstes in die Sozialkassen.

Junge Menschen wandern oft ab, um woanders ihr Berufsleben zu beginnen, da es an guten Ausbildungsmöglichkeiten mangelt. Der durch den demografischen Wandel entstehende Fachkräftemangel ist in einigen Branchen wie in der Altenpflege spürbar (Glante, o. J.). Auch das Ärztepersonal wird zunehmend älter. Von den etwa 146 000 ambulant tätigen Ärzteschaft war 2013 rund ein Viertel 60 Jahre oder älter. Medizinstudierende bevorzugen für eine eventuelle Niederlassung die Stadt. Für die ländlichen Gebiete ist das problematisch, da ältere Patienten weniger mobil sind und jüngere Menschen schlechter einen Termin wahrnehmen können. Ein direkter Zusammenhang mit der Bevölkerungsstruktur und dem Bevölkerungsrückgang kann hier geschlossen werden (Robert Koch-Institut, 2015).

3   Baby-Boomer-Generation und das Sozialversicherungssystem

3.1   Funktion und Finanzierung des Sozialversicherungssystem

Die Gewissheit zu haben, vor Unvorhergesehenem und Unerwartetem geschützt zu sein, ist ein hohes Gut. Ein materieller und sozialer Abstieg wird verhindert. Dies ist die bedeutsamste Funktion unserer sozialen Sicherungen.

Das Prinzip einer Versicherung ist ein freiwilliger oder gesetzlicher Zusammenschluss von Menschen, die bestimmten Risiken ausgesetzt sind. Die wirtschaftlichen Folgen bei Eintritt eines Schadenfalls sollen begrenzt werden. Hierzu wurden die Krankenversicherung, Arbeitslosenversicherung, Pflegeversicherung, Rentenversicherung und Unfallversicherung eingeführt (Herath, 2020).

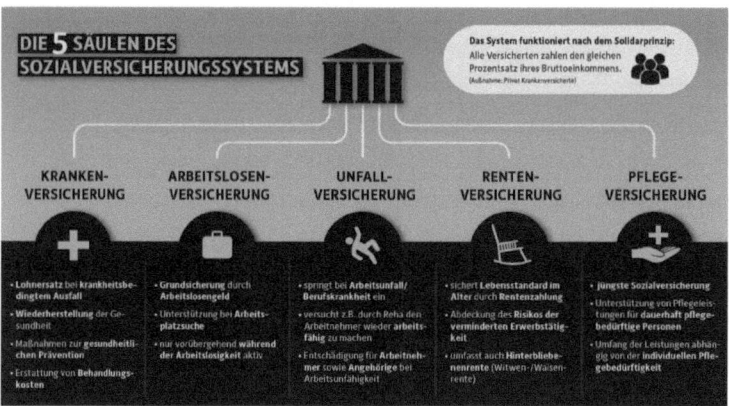

Abbildung 2: Säulen des Sozialversicherungssystems (Schroeder, 2017).

In der Grafik sind die fünf Säulen des Sozialversicherungssystems dargestellt. Hier ist zu berücksichtigen, dass das System nach dem Solidarprinzip funktioniert. Die Versicherten zahlen von ihrem Bruttoeinkommen den gleichen Prozentsatz ein. Eine Ausnahme stellen die privat Krankenversicherten dar. Die einzelnen gesetzlichen Versicherungen beinhalten z. B. bei der Krankenversicherung einen Lohnersatz bei krankheitsbedingtem Ausfall. Durch die Arbeitslosenversicherung wird z. B. die Grundsicherung durch das Arbeitslosengeld gewährleistet und bei der Unfallversicherung eine Entschädigung der Arbeitnehmer bei einem Unfall. Die Rentenversicherung sichert den Lebensstandard im Alter und die Pflegeversicherung unterstützt dauerhaft pflegebedürftige Personen.

Im Sozialgesetzbuch (SGB) wird das gesamte Sozialrecht zusammengefasst und es beinhalten den vorgesehenen Dienst sowie Sach- und Geldleistungen. Die Behörden, Körperschaften und Anstalten sind dafür zuständig. Die Träger der Sozialversicherung sind rechtsfähige Körperschaften des öffentlichen Rechts mit der Selbstverwaltung unter Mitwirkung der Bürger. Die Träger der Versicherung erfüllen ihre Aufgabe im Rahmen der Gesetze in der eigenen Verantwortung. Versicherte, Arbeitgeber und Verwaltung sollen verbunden sein.

So lässt sich das Prinzip der Selbstverwaltung erklären. Die Finanzierung der Ausgaben wird durch die Beiträge der Versicherten und der Arbeitgeber gedeckt. Ein Bundeszuschuss dient der Finanzierung von Leistungen und der Beitragsdeckung der Rentenversicherung. Das Umlageverfahren und der Generationenvertrag sind bedeutend für unser Gesundheitssystem. Umlageverfahren heißt, dass die heutigen Beiträge von den Versicherten und den Arbeitgebern eingezahlt werden. Gleichzeitig wird es an die Rentner ausgezahlt. Für den Einzelnen werden die Beiträge nicht als Rücklage gesammelt, sondern für die laufenden Ausgaben wieder ausgegeben. Der Generationenvertrag beinhaltet die Verpflichtung der heutigen Generation, die Renten der vorausgehenden Generationen durch die Beiträge zu sichern.

Für die gesetzliche Rentenversicherung werden die Beiträge zur Hälfte vom Arbeitgeber und zur Hälfte vom Arbeitnehmer gezahlt. Die Krankenversicherung als Solidargemeinschaft soll die Gesundheit der Versicherten erhalten, wiederherstellen oder verbessern. Alle Einwohner der Bundesrepublik Deutschlands sind verpflichtet, sich zu versichern. Dafür können sie die gesetzliche oder private Krankenversicherung wählen. Der gesetzlichen Krankenversicherung gehören die Personen als Pflichtversicherte, freiwillig Versicherte oder Familienversicherte an. Die Ausgaben werden durch die Beiträge finanziert. Zudem stellen die Gesundheitsfonds eine zentrale Finanzierung der gesetzlichen Krankenversicherung dar, welche vom Bundesamt für soziale Sicherung verwaltet werden. Sie werden an die Versicherungsträger, u. a. die Krankenkassen, verteilt. Ist dieser Finanzbedarf nicht gedeckt, erhebt sich von den Mitgliedern ein einkommensabhängiger Zusatzbeitrag.

Die Leistungen der Krankenversicherung müssen zudem ausreichend, wirtschaftlich und zweckmäßig sein. Wenn ein Bürger eine zusätzliche Leistung in Anspruch nehmen möchte, muss diese privat finanziert werden. In der Unfallversicherung wird zwischen Pflichtversicherten und freiwillig Versicherten unterscheiden. Die Beiträge werden nur vom Arbeitgeber finanziert und sind die einzige Finanzierungsgrundlage. Die Berechnungsgrundlage stellen z. B. der Finanzbedarf des abgelaufenen Kalenderjahres oder die Gefahrenklassen dar. Die Pflegeversicherung hat Pflichtversicherte, Weiterversicherte und Familienversicherte. Hauptsächlich sind die Pflichtversicherten Mitglieder der gesetzlichen Krankenversicherung (Deutsche Rentenversicherung Bund, 2020).

Im Jahr 2021 wird vom Bruttogehalt jeweils 9,3 % für die Rentenversicherung, 7,3 % für die Krankenversicherung, 1,2 % für die Arbeitslosenversicherung, 1,525 % für die Pflegeversicherung und 1,14% für die Unfallversicherung sowohl vom Arbeitgeber als auch vom Arbeitnehmer eingezahlt. Die Erhebung von Beiträgen einzelner Krankenkassen als auch kinderlose Arbeitnehmer, die das 23. Lebensjahr vollendet haben, können Zusatzbeiträge zahlen. Besondere Regelungen gelten auch für den Freistaat Sachsen (GTAI, o. J.).

3.2 Erhöhte Renteneintritte durch die Baby-Boomer-Generation und deren Auswirkungen auf das Sozialversicherungssystem

Die Jahrgänge von 1955 bis 1965 machen in Deutschland rund 17 % der Bevölkerung aus – alle Jahrgänge der 1950er und 1960er Jahre rund 30 %. Die Geburtenstärke der Baby-Boomer erlebte eine wirtschaftlich lange Phase des Wachstums. Doch ihnen steht der neue Lebensabschnitt des Ruhestands bevor, mit Folgen für die gesamte Gesellschaft. Die Auswirkungen auf das Sozialversicherungssystem sind schon länger ein Thema in öffentlichen Debatten. Der Ruhestand der Baby-Boomer stellt die Herausforderung für Politik und Gesellschaft dar, die sozialen Sicherungssysteme neu aufzustellen. Die Sozialkassen hatten durch die Baby-Boomer eine gute Haushaltslage. Aufgrund der niedrigen Geburtenzahlen kann diese finanziell nicht mehr getragen werden. Zudem muss dem drohenden Fachkräftemangel entgegengewirkt werden, da eine Lücke auf dem Arbeitsmarkt entsteht, die jüngere Generationen nicht schließen können. Hier entsteht ein Ungleichgewicht, da die jüngere Generation weniger in das Sozialversicherungssystem einzahlt, die älteren Generationen aber mehr Leistungen benötigen, da die Zahl der Menschen im Rentenalter rasant steigen wird (Körber Stiftung, 2018).

In Zukunft wird sich die Frage nach der Finanzierbarkeit der heute bestehenden sozialen Sicherungssysteme stellen. Der Generationenvertrag ist nicht mehr umsetzbar, da die sozialen Sicherungssysteme auf dem Umlageverfahren beruhen. Die erwirtschafteten Beiträge durch die junge Generation werden sofort an die ältere Generation gezahlt (BKWIW2, 2016). Die Anzahl der Leistungsempfänger und Leistungsempfängerinnen in der gesetzlichen Rentenversicherung (GRV) könnte von rund 22 Mio. auf bis zu 25. Mio. ansteigen. Beitragszahler (m, w, d) werden von rund 33 Mio. auf bis zu 28 Mio. Personen bis zum Jahr 2040 sinken.

Die Ausgaben für die Gesundheit und Pflege, treiben den medizinisch-technischen Fortschritt in die Höhe. Jedoch ist der Anstieg auch von der Entwicklung der gesunden Lebensjahre, den Umständen und von der demografischen Entwicklung abhängig. Ein zunehmender Druck wird auf die Sozialbeiträge ausgeübt. Das Umlagesystem gelangt an die Grenzen der Finanzierbarkeit und durch die aktuelle Pandemie führen die Mehrausgaben bei der gesetzlichen Krankenversicherung zu zusätzlichen Belastungen. Die Rücklagen wurden zur Bewältigung der Krise abgebaut. Mit dem Beschluss einer ‚Sozialgarantie 2021' hat sich die Bundesregierung verpflichtet, die Sozialversicherungsbeträge bis zum Ende des Jahre 2021 bei maximal 40 % zu stabilisieren und der darüberhinausgehende Finanzbedarf wird von Bundesmitteln getragen. Eine tragfähige Finanzierung der Sozialversicherungen muss strukturelle Defizite beheben. Einnahmen und Ausgaben müssen gleichzeitig eine effektive und leistungsgerechte Absicherung garantieren. Reformbedarf besteht nicht erst seit der Pandemie, sondern ist im Wesentlichen auf die demografische Entwicklung in Deutschland zurückzuführen. Nicht nur die zahlenmäßig starke Generation der Baby-Boomer, die in den Ruhestand geht, trägt dazu bei. Das Hauptproblem der Finanzierbarkeit ist die niedrige Geburtenrate (Hillesheim & Friedemann, 2021).

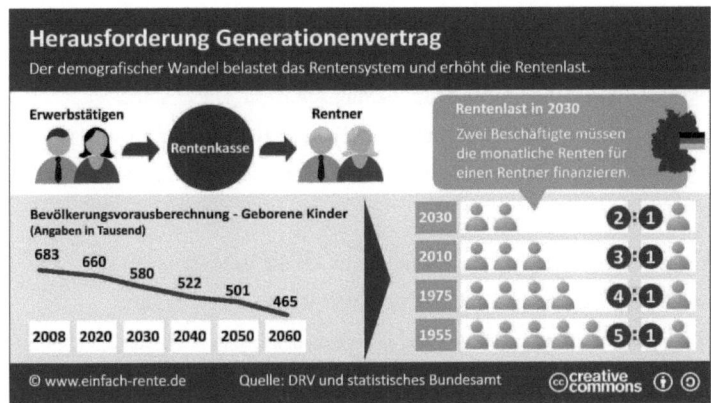

Abbildung 3: Herausforderung Generationenvertrag (Aschauer, 2013).

Die Grafik der Bevölkerungsvorausberechnung bis zum Jahr 2060 macht deutlich, dass nur noch 465 000 Kinder geboren werden. Im Jahr 2008 waren es noch 683 000. Zwei Erwerbstätige müssen im Jahr 2030 einen Rentner monatlich finanzieren. Eine erhebliche Erhöhung die Rentenlast ist die Folge.

4   Analyse

Die Geburten sinken und die Bevölkerung altert. Im Kapitel 2.1 ist dies visuell durch die Abbildung 1 dargestellt. Auch Abbildung 2 in Kapitel 3.2 zeigt, dass die Geburten sinken und später weniger junge Menschen die Renten der Älteren finanzieren müssen.

Die Forschungsfrage meiner Hausarbeit lautet: ‚Wie beeinträchtigt der demografische Wandel das jetzige Sozialversicherungssystem?' Laut der Bevölkerungsvorausberechnung werden immer weniger Kinder geboren und somit ist das System mit der Erhebung der Beiträge zur Finanzierung nicht ausreichend. Weniger Beiträge im Verhältnis zu mehr Aufwendungen werden existieren. In Kapitel 3.1 wurde das Prinzip der Sozialversicherungen erläutert. Es soll die Bevölkerung vor Unvorhergesehenem und Unerwartetem schützen und einen sozialen Abstieg verhindern. Die wirtschaftlichen Folgen sollen begrenzt werden. Eine Frage für die weitere Forschung wäre beispielsweise: ‚Wenn das System nicht funktioniert, wie werden wir in Zukunft abgesichert sein?'

Zudem haben wir fünf Säulen des Sozialversicherungssystems. Es stellt sich die Frage, ob das System finanzierbar wäre, wenn z. B. die Kranken- und Pflegeversicherung eine Säule darstellen würden. Zudem sind die Selbstverwaltung und die Übernahme der Leistungen durch die gesetzlichen Versicherungen nicht vollständig gedeckt. Bürger, die zusätzlichen Leistungen für ihre Gesundheit in Anspruch nehmen möchten, müssten diese privat finanzieren. Das System schließt die private Finanzierung somit ein. Daher sollte eine Überlegung erfolgen, ob nur die gesetzliche Krankenversicherung (GKV) oder private Krankenversicherung (PKV) existieren könnte? Hürden sind auch rechtlich gegeben (Schmähl, 2005).

Eine weitere Frage im Rahmen meiner Hausarbeit bestand darin, ob die Baby-Boomer-Generation zu einer zusätzlichen Belastung durch die erhöhten Renteneintritte führt. Durch die längere Rentenlaufzeit aufgrund einer steigenden Lebenserwartung wird dies zu einem zentralen Problem. Ein weiterer Aspekt für die Forschung wäre die Thematisierung des jetzigen Sozialversicherungssystems in ca. 20 bis 30 Jahren. Die Baby-Boomer-Generation hat einen großen Anteil an der Bevölkerung und später treten jüngere Generationen in die Rente ein. Wird sich das System nach der Inanspruchnahme der Rente der Baby-Boomer-Generation aufgrund der Sterblichkeit normalisieren? Und könnte das System solange aufrechterhalten und z. B. durch eine Notfallfinanzierung kompensiert werden?

Nicht nur die Baby-Boomer-Generation stellt eine Belastung für das Sozialversicherungssystem dar. Für die Forschung wäre es interessant, zu ermitteln, welche Faktoren einen Baby Boom auslösen und ob des in Zukunft noch einmal dazu kommen könnte (Brosig, 2019).

5 Kritische Betrachtung und Diskussion

Der Begriff ‚demografischer Wandel' beschreibt die Änderungen der Bevölkerungszahl und der Struktur. Belegt ist, dass jüngere Menschen einem höheren Anteil älterer Menschen gegenüberstehen. Ein Grund dafür ist die niedrige Geburtenrate. Der Anstieg der Lebenserwartung und die Bekämpfung von Infektionskrankheiten haben maßgeblich zu einem längeren Zeitraum der Beziehung der Rente geführt. Durch die Schieflage im Rentensystem müssen weniger Beiträge mit einer höheren Inanspruchnahme der Leistungen z. B. Rentenanspruch und Pflegeanspruch rechnen. Eine finanzielle Belastung für das Sozialversicherungssystem. Neben den niedrigen Geburtenraten ist der Renteneintritt der Baby-Boomer eine zusätzliche Belastung für das System. Die Haushaltslage war durch diese Generation gesichert, aber wird durch den höheren Leistungsbedarfs oder die aktuelle Pandemie belastet.

Laut Abbildung 1 und Abbildung 3 ist festzustellen, dass die Geburtenrate weiter sinkt und weniger junge Menschen die älteren Generationen finanzieren muss. Durch die zwei Statistiken ist belegbar, dass diese Information valide ist. Bei einer Wiederholung der Untersuchung wären diese Ergebnisse identisch. Die Erwartung für die Zukunft besteht darin, dass die Geburtenrate weiter sinkt und eine Reform der Finanzierung des Sozialversicherungssystems notwendig ist.

Eine Erklärung für das Sinken der Geburtenrate wären die schrumpfende Bevölkerung und der Lebenswandel, demnach Kinder später oder gar nicht ins Leben einiger Personen passen. Dem Ergebnis kann möglicherweise auch daraus resultieren, dass zahlreiche Menschen die Karriere vorziehen. Die Generation der Baby-Boomer geht unausweichlich in den Ruhestand und die Umstände führen insgesamt zu einer Überlastung des Sozialversicherungssystems.

Es muss jedoch berücksichtigt werden, dass eine Änderung der Entwicklungen komplex ist.

Eine Empfehlung für die weitere Forschung und die Politik ist daher, eine langfristige und schnelle Lösung für die demografische Entwicklung und die Finanzierung des Sozialversicherungssystems zu finden. Hier könnte die bessere Eingliederung der Migranten eine Lösung darstellen, die zur sozialen Sicherung beitragen würden. Sie stabilisieren für eine gewisse Zeit die demografische Entwicklung. Die Verbesserung der Geburtenraten durch Absicherung der späteren Mütter in Form von z. B. der Mütterrente für alle oder mehr Kindergeld könnten zu einer kleinen Erhöhung der Geburtenrate führen. Der Renteneintritt der Baby-Boomer und zukünftiger Generationen müsste evtl. erhöht werden, da die Sicherung noch stärker gefährdet wird und die längere Inanspruchnahme der Rente mit dem erhöhten Lebensstandard einhergeht. Eine grundsätzliche Änderung des Systems wäre langfristig wahrscheinlich besser umzusetzen.

6   Fazit

Der Generationenvertrag beinhaltet die Verpflichtung der heutigen Generation, die Renten der vorausgehenden Generationen durch die Beiträge zu sichern. Doch die Bevölkerungsstruktur und die Bevölkerungszahl in Deutschland verändern sich durch den demografischen Wandel.

Bis zum Jahr 2060 wird mit einem Rückgang der Einwohnerzahl aufgrund der niedrigeren Geburtenraten und häufigeren Sterbefällen auf 70 bis 65 Mio. gerechnet. Das Geburtenniveau in Deutschland ist niedrig und es werden nur zwei Drittel der erforderlichen Kinder geboren. Der Anstieg der Lebenserwartung hat einen maßgeblichen Anteil an dem Wandel. Jüngere Menschen stehen einem höheren Anteil älterer Generationen gegenüber und durch Zu- und Abwanderungsprozesse wird diese Struktur heterogener. Die Funktion unserer sozialen Sicherungen ist es, die Gewissheit zu haben, vor Unvorhergesehenem und Unerwartetem geschützt zu sein, wodurch ein sozialer Abstieg verhindert wird. Hierzu wurden die Kranken-, Arbeitslosen-, Pflege-, Renten- und Unfallversicherung eingeführt. Das Umlageverfahren und der Generationenvertrag sind bedeutende Bestandteile davon. Umlageverfahren bedeutet, dass die heutigen Beiträge von den Versicherten und den Arbeitgebern gezahlt werden und es gleichzeitig an die Rentner ausgezahlt wird. Eine Schieflage im Rentensystem entsteht durch weniger Einzahlungen in das Sozialversicherungssystem, da mehr Ältere versorgt werden müssen und weniger Jüngere einzahlen.

In Bezug auf die Forschungsfrage ‚Wie beeinträchtigt der demografische Wandel das Sozialversicherungssystem' kann festgestellt werden, dass der demografische Wandel den Hauptgrund für die mangelnde Finanzierbarkeit darstellt. Denn wenige junge Menschen, die Renten der älteren Generationen, wie die der Baby-Boomer, finanzieren müssen. Es werden auch nur zwei Drittel der erforderlichen Kinder geboren und die erhobenen Beiträge reichen nicht aus, um den wachsenden Leistungsbedarf zu decken.

Die weitere Forschungsfrage lautete: ‚Stellt die Baby-Boomer-Generation eine zusätzliche Belastung durch die erhöhten Renteneintritte dar?' Durch die damalige hohe Geburtenrate gehen diese Menschen jetzt gleichzeitig in den Ruhestand. Dies ist eine Belastung für die Generation, welche die Renten finanzieren müssen, da die Geburtenrate niedrig ist und weniger eingezahlt werden kann als benötigt wird. Die Sicherung der Renten wird noch stärker gefährdet und die längere Inanspruchnahme geht mit dem erhöhten Lebensstandard einher. Dadurch stellen die Baby-Boomer eine erhöhte Belastung dar.

I   Literaturverzeichnis

Aschauer, R. (2013). *Generationenvertrag einfach erklärt.* Verfügbar unter: https://www.einfach-rente.de/generationenvertrag (11.04.2021).

BKWIW2. (2016). *Der Demografische Wandel und die Auswirkungen auf die soziale Sicherung. Im internationalen Vergleich.* Verfügbar unter: https://www.ibg-lahr.de/fileadmin/downloads/projekte/erasmus_plus_-_demografischer_wandel.pdf (01.04.2021).

Brosig, M. (2019). *Sozialversicherung mit Wahlfreiheit. Gefahr für Solidarität und Stabilität.* Verfügbar unter: https://www.arbeitnehmerkammer.de/fileadmin/user_upload/Downloads/Politik/Rente_Gesundheit_Pflege/Sozialversicherung_Problem_Optionsmodell.pdf (11.04.2021).

Bürkner, H., Berger, O., Luchmann, C. & Tenz, E. (2007). *Der demographische Wandel und seine Konsequenzen für Wohnungsnachfrage, Städtebau und Flächennutzung.* Verfügbar unter: https://leibniz-irs.de/fileadmin/user_upload/IRS_Working_Paper/wp_wandel.pdf (01.04.21).

Bundesinstitut für Bevölkerungsforschung. (2019). *Altersaufbau der Bevölkerung in Deutschland 2018 und 2060.* Verfügbar unter: https://www.bib.bund.de/DE/Fakten/Fakt/B11-Altersaufbau-Bevoelkerung-Vorausberechnung.html (11.04.2021).

Bujard, M. & Dreschmitt, K. (2016). *Szenarien der Bevölkerungsentwicklung bis 2060: Wie beeinflussen Migration und Geburten Deutschlands Zukunft?* Verfügbar unter: https://budrich.de/news/bevoelkerungsentwicklung-bis-2060-gwp-2016-03/ (11.04.2021).

Deutsche Rentenversicherung Bund. (2020). *Unsere Sozialversicherung. Wissenswertes speziell für junge Leute.* Verfügbar unter: https://www.deutsche-rentenversicherung.de/SharedDocs/Downloads/DE/Broschueren/national/unsere_sozialversicherung.pdf?__blob=publicationFile&v=8 (01.04.2021).

Glante, N. (o. J.) *Demografischer Wandel – Auswirkungen, Konsequenzen und Herausforderungen an ein Flächenland.* Verfügbar unter: https://library.fes.de/pdf-files/akademie/online/08301.pdf (01.04.2021).

GTAI. (o. J.). *Das Sozialversicherungssystem.* Verfügbar unter: https://www.gtai.de/gtai-de/invest/investment-guide/employees-and-social-security/das-sozialversicherungssystem-65588 (12.04.2021).

Herath, K. (2020). *Sozialversicherung: Studientext Nr. 1.* Verfügbar unter: https://www.deutsche-rentenversicherung.de/SharedDocs/Downloads/DE/Fachliteratur_Kommentare_Gesetzestexte/Studientexte/Versicherungsrecht/01_sozialversicherung.html (01.04.2021).

Hillesheim, I. & Friedemann, J. (2021). *Neue Wege bei der Finanzierung der Sozialversicherung.* Verfügbar unter: https://www.bmwi.de/Redaktion/DE/Downloads/Monatsbericht/Monatsbericht-Themen/2021/2021-03-neue-wege-bei-der-finanzierung-der-sozialversicherung.pdf?__blob=publicationFile&v=8 (01.04.2021).

Körber Stiftung. (2018). *Die Babyboomer gehen in Rente. Was das für die Kommunen bedeutet.* Verfügbar unter: https://www.koerber-stiftung.de/fileadmin/user_upload/koerber-stiftung/redaktion/koerber-demografie-symposien/pdf/2018/Broschuere_Koerber-Demografie-Symposium_2018.pdf (01.04.2021).

Robert Koch-Institut. (2015). *Gesundheit in Deutschland. Gesundheitsberichterstattung des Bundes.* Verfügbar unter: https://www.rki.de/DE/Content/Gesundheitsmonitoring/Gesundheitsberichterstattung/GesInDtld/GesInDtld_node.html (01.04.2021).

Wagner, A., Hollbach-Grömig, B. & Langel, N. (2012). *Demografischer Wandel – Herausforderungen und Handlungsempfehlungen für Umwelt- und Naturschutz.* Verfügbar unter: https://www.bmu.de/fileadmin/Daten_BMU/Pools/Forschungsdatenbank/fkz_3711_11_107_demografischer_wandel_teil1_bf.pdf (01.04.2021).

Schmähl, W. (2005). Deutschlands Sozialversicherung in der Kritik. *Wirtschaftsdienst*, 85, 566–574.

Schroeder, F. (2017). *Deutsche Sozialversicherung.* Verfügbar unter: https://www.betriebsausgabe.de/wiki/sozialversicherung/ (11.04.2021).

II   Abbildungsverzeichnis

III   Abkürzungsverzeichnis

SGB   Sozialgesetzbuch

GRV   Gesetzliche Rentenversicherung

GKV   Gesetzliche Krankenversicherung

PKV   Private Krankenversicherung

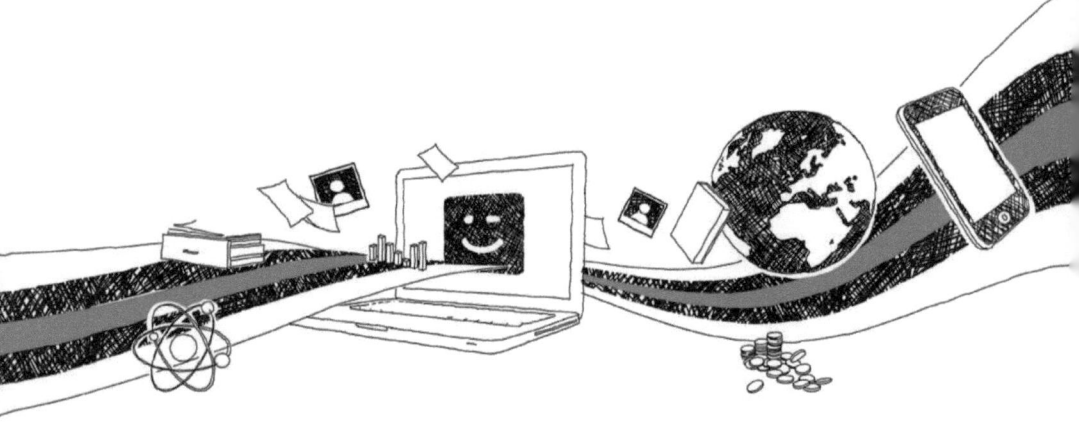
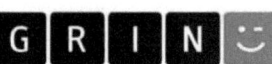